Blutgruppendiät

Dave O´lkey

W0401754

Inhaltsverzeichnis

Vorwort

Viele Menschen leiden unter ernährungsbedingten Krankheiten. Allergien und Nahrungsmittelunverträglichkeiten breiten sich aus. Schon fast jeder Dritte ist davon betroffen. Immer mehr Menschen sind übergewichtig, leiden unter Diabetes oder fühlen sich den ganzen Tag über müde und erschöpft. Woher kommt das? Warum haben so viele Menschen Probleme mit ihrer Ernährung? Die Ursachen sind sicher vielschichtig. Wir bewegen uns zu wenig und essen zu viele Fertiggerichte, die oft sehr komplexe Rezepturen haben, die kein Mensch mehr überblicken kann.

Je weniger wir unsere Nahrung selbst zubereiten und je mehr wir auf vorgefertigte Produkte zurück greifen, um so weniger Kontrolle haben wir darüber, was eigentlich in unserem Körper passiert.

Die Blutgruppendiät nach D´Adamo, die Sie in diesem Buch kennen lernen, gibt Ihnen die Möglichkeit, die Kontrolle über Ihre Ernährung und Ihren Körper zurück zu gewinnen. Denn nicht jeder Mensch verträgt jede Nahrung und es hängt viel von unseren persönlichen Anlagen ab. Der eine verträgt besser Fleisch und Gemüse, der andere ist mit Früchten Fisch und Müsli besser aufgestellt. Der US-amerikanische Naturheilkundearzt D´Adamo hat hier Pionierarbeit geleistet und den Zusammenhang zwischen der Blutgruppe und der optimalen Ernährung herausgearbeitet.

Grundlagen.

Was ist genau die Blutgruppendiät und wie funktioniert sie? In diesem Kapitel wollen wir erst einmal grundsätzlich erkennen, was die Besonderheiten der Blutgruppendiät sind, wie sie funktioniert und in wie fern sich die Blutgruppendiät von anderen Diätformen unterscheidet. Das Prinzip der Blutgruppendiät ist denkbar einfach und es erfordert keine großen Anstrengungen oder Kenntnisse, die Blutgruppendiät einzuhalten.

Die Blutgruppendiät eröffnet interessante Möglichkeiten, wenn es darum geht, ernährungsbedingte Beeinträchtigungen der gesund zu beseitigen. Da Allergien und Unverträglichkeiten oft sehr hartnäckig sind, lohnt es sich definitiv, es mit der Blutgruppendiät zu probieren.

Es ist wichtig, dass die Blutgruppendiät keine konventionelle Diät zur Gewichtsabnahme ist. Natürlich hilft die Ernährung nach der Blutgruppendiät auch dabei, überschüssige Pfunde loszuwerden. Aber der Abbau von Übergewicht ist nicht das vorrangige Ziel. Die Blutgruppendiät verfolgt einen ganzheitlichen Ansatz.

Die Blutgruppendiät ist auch keine Diät, die man nur einmal für ein paar Wochen durchführt, um ein paar Kilo los zu werden und nach der man dann wieder zur Tagesordnung übergeht. Es handelt sich bei der Blutgruppendiät vielmehr um eine langfristige Ernährungsumstellung, bei der es darum geht, die eigene Ernährung dauerhaft so umzustellen, dass die bestmögliche Gesundheit erzielt wird, der Alterungsprozess gebremst wird und die typischen chronischen

Zivilisationskrankheiten, unter denen so viele Menschen leiden, möglichst vermieden werden.

Wer hat die Blutgruppendiät entwickelt?

Die Blutgruppendiät wurde von Peter James D’Adamo entwickelt. Peter James D’Adamo wurde am 17 Juli 1956 geboren. Er ist ein bekannter US-amerikanischer Autor, Forscher und Arzt der Naturheilkunde. Peter James D’Adamo gilt als einer der weltbesten Experten für Glykobiologie. Besonderes intensiv hat er sich der Auswirkung der Blutgruppen und der Secretor (FUT2)-Polymorphismen auf die menschliche Ernährung beschäftigt.

D´Adamo machte an der Bastyr-University in Seattle seinen ND (naturheilkundliche Promotion). Seitdem lehrt er Bioinformatik, generative Medizin und personalisierte Medizin an der Universität von Bridgeport.

D , Adamo erhielt seine ND (naturheilkundliche Promotion) von der Bastyr-University in Seattle und lehrt seitdem personalisierte Medizin, generative Medizin und Bioinformatik an der Universität von Bridgeport wo er Distinguierter Professor für klinische Wissenschaften ist. Er ist auch ein Adjunct Clinical Professor sowohl am Southwest College of Naturopathic Medicine, Tempe AZ und am National College of Naturopathic Medicine, Portland OR.

D’Adamo bekam 1982 sein Naturopathic-Doctorate (Nd) des Bastyr-Colleges, in Seattle, Washington. Er ist als naturheilkundlicher Arzt in den Bundesstaaten Connecticut, Britisch-Columbia, Washington, Ontario und Arizona zugelassen. D'Adamo hat eine Arztpraxis in Wilson, Connecticut.

1990 wurde D'Adamo vom amerikanischen Verband von Naturheilkunde-Ärzten zum Arzt des Jahres ernannt. Im Jahre 2003 gründete er das „Institut für Human Individuality (ifHI)“. Im Jahr 2003 leitete D'Adamo die erste IfHI Konferenz und Zertifizierung. Er trat dort als Hauptredner auf. Die IfHI findet alle zwei Jahre statt. D'Adamo hält immer noch Vorträge auf diesen Veranstaltungen.

1996 wurde D'Adamo mit der Veröffentlichung von „4 Blutgruppen – Vier Strategien für ein gesundes Leben“ als Autor international bekannt. Mit der Co-Autorin Catherine Whitney klärt das Buch über D'Adamos Theorien über den Einfluss der Blutgruppen-Genetik auf die Ernährung in einer einfachen und verständlichen Art und Weise auf.

Seine weiteren Bücher haben auf der ursprüngliche Rolle der ABO-Blutgruppen in der Ernährung aufgebaut und diese um den Secretor Polymorphismus erweitert.

Inzwischen hat D'Adamo seine Theorie noch weiter verfeinert und die Typeneinteilung über die reinen Blutgruppen hinaus verbessert, das soll aber nicht Thema dieses Buches sein, hier geht es um eine kurze und verständliche Einführung in die Blutgruppendiät nach D'Adamo.

Wie funktioniert die Blutgruppendiät?

Grob gesagt, geht die Blutgruppendiät davon aus, dass die menschlichen Blutgruppen sich zu unterschiedlichen Zeiträumen in der menschlichen Geschichte entwickelt haben.

Zuerst wäre demnach die Blutgruppe 0 entstanden, als der Mensch noch als Jäger und Sammler gelebt. Davon hat sich dann später, als der Mensch begann Acker Bau und Viehzucht zu betreiben, die Blutgruppe A abgespalten sowie bei nomadisch lebenden Hirtenvölkern die Blutgruppe B entwickelt. Schließlich ist dann durch Vermischung der Blutgruppen A und B auch noch die Blutgruppe AB entstanden, die am ehesten den modernen Menschen repräsentiert. Soweit die Theorie nach der Blutgruppendiät.

Evolutionswissenschaftler stehen der Blutgruppendiät kritisch gegenüber, aber in anderen Kulturen, zum Beispiel in Japan, spielt die Blutgruppe seit jeher eine wichtige rolle. Nicht nur was die richtige Ernährung, sondern auch was andere Gesundheitsfragen und sogar was Charaktereigenschaften betrifft.

Funktioniert die Blutgruppendiät?

Es muss gesagt werden, dass die Blutgruppendiät unter Wissenschaftlern zumindest umstritten ist. Es gibt nicht wenige etablierte Mediziner, die das Konzept der Blutgruppendiät komplett ablehnen. Für uns als Leser ist es nicht einfach, festzustellen, ob an der Sache nun etwas dran ist oder ob die Blutgruppendiät Unsinn ist. Aber es gibt einen Weg, mit dem jeder einzelne problemlos herausfinden kann, ob ihm die Blutgruppendiät etwas bringt: Probieren Sie es doch einfach aus. Die Blutgruppendiät mag nicht so gut erforscht sein, wie viele andere Diäten, aber es gibt ja den einfachen Weg des Ausprobieren. Bestimmen Sie Ihre Blutgruppe mit einem

Schnelltest aus der Apotheke oder lassen Sie bei m nächsten Checkup auch die Blutgruppen bestimmen.

Wenn Sie erst einmal wissen., welche Blutgruppe Sie haben, können Sie damit beginnen, die Ernährungsratschläge für Ihre Blutgruppe einfach in die Tat umsetzen. Wer heilt hat recht. Wenn Die Blutgruppendiät funktioniert, warum sich dann nicht danach richten, auch wenn die wissenschaftlichen Beweise für die Blutgruppendiät vielleicht (noch) nicht hieb- und stichfest sind.

Die einzelnen Ernährungstypen nach Blutgruppendiät

Nach der Blutgruppendiät basiert ja jede der einzelnen Blutgruppen aus bestimmten evolutionären Prozessen aus unserer Vergangenheit. Demzufolge braucht jede Blutgruppe ihre eigene, speziell drauf angepasste Ernährungsweise.

Blutgruppe A

Nach der Blutgruppendiät sind die Träger der Blutgruppe 1 Ackerbauern. Sie sollten sich fleischarm ernähren und eher reichlich Getreideprodukte zu sich nehmen. Milchprodukte sind eher zu meiden. Die fleischarme Ernährung macht natürlich Sinn unter der Annahme, dass diese Menschen optimal auf eine Ernährung auf Basis von Getreide und Früchten eingestellt sind. Menschen mit Blutgruppe A haben eine relativ hohe Stressanfälligkeit. Dadurch kann es schnell zu einem zu hohen Spiegel des Stresshormons Cortison im Blut kommen, was wieder Diabetes Typ I und II Erkrankungen begünstigt. Angehörige der Blutgruppe A sollten eher kleinere Mahlzeiten zu sich nehmen und dafür lieber etwas öfter essen. Sie sollten auch den Zuckerkonsum nicht übertreiben, um die Bauchspeicheldrüse und den Insulinhaushaushalt nicht unnötig zu strapazieren.

Die Lebensmittel im einzelnen

Fleisch für Blutgruppe A

neutral:

- Hühnchen
- Straußenfleisch
- Täubchen

negativ:

Büffel, Ente, Fasan, Gans, Hammel, Herz, Kalb, Kaninchen, Lamm, Leber, Rebhuhn, Rind, !!br0ken!!

Schinken, Schwein, Speck, Frühstücksspeck

Wachtel, Wild

Fisch für Blutgruppe A

gesundheitsfördernd:

Barramundi, Flussbarsch, Hechtbarsch, Kabeljau, Karpfen, Lachs, Lachsforelle, Makrele, Regenbogenforelle, Roter Schnapper, Sardine, Seeteufel, Weinbergschnecken, Weißfisch, Zackenbarsch

neutral:

Fächerfisch, Gelbschwanz, Haifisch, Hecht, Meerbrassen, Rotbarsch (Goldbarsch), Schnappbarsch, Schwertfisch, Seebarsch, Seeohr, Stint, Stör, Weißbarsch, Weißer Thun, Wolfsbarsch (Loup de mer)

meiden:

Aal, Alse (Maifisch), Austern, Barrakuda (Pfeilhecht), Blaufisch, Flunder, Flusskrebse, Froschschenkel, Garnelen, Heilbutt, Hering, frisch und mariniert, Hummer, Jakobsmuscheln

(Pilgermuscheln, Kammmuscheln), Kalmar (Tintenfisch), Katzenfisch (Karfisch, Steinbeißer, Wels), Kaviar, Krabben, Krake, Meeresschnecken, Miesmuscheln, Räucherlachs, Sardellen (Anchovis), Schellfisch, Schildkröten, Seehecht (Hechtdorsch), Seezunge, Sonnenfisch, Streifenbarsch, Venusmuscheln (Sand-, Klaffmuscheln), Weißstör, Ziegelfisch

Milchprodukte für Blutgruppe A

gesundheitsfördernd:

- Sojamilch
- Erdnussbutter

neutral:

- Farmerkäse
- Joghurt
- Kefir
- Mozzarella
- Ricotta
- Schafskäse

meiden:

- Blauschimmelkäse
- Brie
- Butter
- Buttermilch
- Camembert
- Cheddar
- Colby
- Edamer
- Emmentaler
- Fettarme Milch (1,5% Fett)
- Frischkäse
- Gouda
- Gruyère
- Hüttenkäse
- Jarlsberg
- Magermilch (0,3% Fett)

- Molke
- Monterey Jack
- Münster
- Neufchâtel
- Parmesan
- Sorbet
- Speiseeis
- Vollmilch

Öle für Blutgruppe A

gesundheitsfördernd:

- Leinsamenöl
- Olivenöl

neutral:

- Dorschleberöl (Lebertran)
- Rapsöl

meiden:

- Baumwollsaatöl
- Distelöl
- Erdnussöl
- Maiskeimöl
- Sesamöl

Nüsse für Blutgruppe A

gesundheitsfördernd:

- Erdnüsse

neutral:

- Esskastanien (Maronen)
- Haselnüsse
- Macadamianüsse
- Mandeln
- Mandelmus
- Walnüsse

meiden:

- Cashewnüsse
- Paranüsse

Samen für Blutgruppe A

gesundheitsfördernd:

- Kürbiskerne

neutral:

- Mohnsamen
- Pinienkerne
- Sesampaste (Tahini)
- Sesamsamen
- Sonnenblumenkerne
- Sonnenblumenmus

meiden:

- Pistazien

Getreide für Blutgruppe A

gesundheitsfördernd:

- Buchweizen
- Hafermehl
- Reismehl
- Roggenmehl
- Sobanudeln (Buchweizen)
- Topinambur

neutral:

- Bulgur (vorgekochter Weizenschrot)
- Couscous
- Dinkelmehl
- Gerstenmehl
- Glutenhaltiges Mehl
- Hartweizenmehl

- Pasta aus Dinkelmehl
- Quinoa
- Reis: Basmatireis, Naturreis, Weißer Reis, Wilder Reis
- Weizenkeimmehl

meiden:

- Pasta aus Hartweizengries
- Spinatpasta
- Weizenauszugsmehl
- Weizenvollkornmehl

Getreideflocken für Blutgruppe A

gesundheitsfördernd:

- Amaranth
- Buchweizen

neutral:

- Cornflakes
- Dinkel
- Gerste
- Haferkleie
- Haferschrot
- Kamut (ägypt. Weizen)
- Maisschrot
- Puffhirse
- Puffreis
- Reisflocken
- Reiskleie

meiden:

- Mehrkornmischungen
- Weizenflocken
- Weizenkeime
- Weizenkleie
- Welzenschrot

Getreide: Brote für Blutgruppe A

gesundheitsfördernd:

- Essener Brot
- Reiswaffeln
- Sojabrot
- Weizenkeimbrot

neutral:

- Dinkelbrot
- Glutenfreies Brot
- Haferkleie-Muffins
- Hirsebrot
- Knäckebrot
- Maismehl-Muffins
- Roggenbrot
- Vollreisbrot (Naturreis)

meiden:

- Hartweizenbrot
- Matzen aus Weizen
- Mehrkornbrot, Pumpernickel
- Weizenkleie-Muffins
- Weizenvollkornbrot (Grahambrot)

Eier für Blutgruppe A

Alle Eier sind für die Blutgruppe A neutral.

Gemüse für Blutgruppe A

gesundheitsfördernd:

- Alfalfasprossen
- Artischocken
- Brokkoli
- Chicorée
- Eskarol (Winterendivie)
- Gartenkürbis
- Gelbe Kohlrüben
- Gemüsezwiebeln
- Grünkohl
- Kohlrabi
- Löwenzahn

- Mangold
- Meerrettich
- Möhren
- Okra (Gumbofrucht)
- Pastinaken
- Porree
- Römischer Salat
- Rübengrün
- Spinat
- Tempeh [indonesisches Sojaprodukt]
- Tofu
- Topinambur
- Weiße Rüben
- Zwiebeln

neutral:

- Algen
- Avocado
- Bambussprossen
- Blumenkohl
- Brunnenkresse
- Daikon (japan. Rettich)
- Eisbergsalat
- Endivie
- Fenchel
- Frühlingszwiebeln
- Gurken
- Kopfsalat (grüner Salat)
- Mais (gelb, weiß)
- Melonenkürbis
- Mungbohnensprossen
- Oliven (grün)
- Pak-choi (chin. Blätterkohl)
- Radieschen
- Rettich, Rettichsprossen,
- Rosenkohl
- Rote Rüben
- Rucola
- Schalotten

- Senfkohlblätter
- Spargel
- Staudensellerie
- Wasserkastanie
- Zucchini

meiden:

- Aubergine
- Bohnen und Hülsenfrüchte: Kichererbsen, Kidneybohnen, Limabohnen, Perlbohnen, Rote Bohnen
- Chilischote
- Chinakohl
- Kartoffel
- Oliven (schwarz)
- Paprikaschoten (gelb, grün, rot)
- Rotkohl
- Süsskartoffeln (Bataten)
- Tomaten
- Weißkohl
- Yamswurzel

Bohnen und Leguminosen (Hülsenfrüchte) bei Blutgruppe A

gesundheitsfördernd:

- Adzukibohnen
- Augenbohnen
- Berglinsen
- Grüne Bohnen
- Grüne Linsen
- Pintobohnen
- Rote Linsen
- Schwarze Bohnen
- Sojabohnen

neutral:

- Bohnen und Hülsenfrüchte: Cannellinibohnen, Dicke Bohnen, Grüne Erbsen, Puffbohnen (Saubohnen), Weiße Bohnen, Zuckerschoten

meiden:

- Kichererbsen
- Kidneybohnen
- Limabohnen
- Perlbohnen
- Rote Bohnen

Gemüsesäfte für Blutgruppe A

gesundheitsfördernd:

- Möhrensaft
- Selleriesaft

neutral:

- Gemüsesaft (von bekömmlichen Sorten)
- Gurkensaft
- Kohlsaft

negativ:

- Tomatensaft

Früchte

gesundheitsfördernd:

- Ananas
- Aprikose
- Blaubeere
- Brombeere (enthält viel Vitamin C gegen Krebs (4 Strategien, S.137,138)
- Feigen, getrocknet und frisch
- Grapefruits
- Kirschen
- Pflaumen, Dörrpflaumen
- Preiselbeeren
- Zitrone

neutral:

- Apfel
- Birne
- Dattel
- Erdbeere
- Granatapfel,
- Guave
- Himbeere
- Holunderbeere
- Johannisbeere, schwarz und rot
- Kaktusfeige
- Kiwi
- Kumquats,
- Limette,
- Nektarine, Pfirsich,
- Rosine
- Stachelbeere
- Wassermelone
- Weintraube
- Wintermelone
- Gelees (aus zulässigen Früchten)
- Konfitüren (aus zulässigen Früchten)

negativ:

- Banane
- Honigmelone
- Kantalupmelone
- Kochbanane [Platano]
- Kokosnuss
- Mandarine
- Mango
- Orange
- Papaya
- Rhabarber

Fruchtsäfte

positiv

- Ananassaft,
- Aprikosensaft

- Brombeersaft
- Grapefruitsaft
- Kirschensaft
- Limasaft (für die Nicht-Sekretoren ist er neutral)
- Pflaumensaft
- Roter Heidelbeersaft
- Zitronensaft.

neutral

- Apfelsaft
- Birnensaft
- Kokossaft
- Mandarinensaft
- Mangosaft
- Nektarinensaft
- Traubensaft.

negativ:

- Orangensaft
- Papayasaft.

Kräuter und Gewürze bei Blutgruppe A

gesundheitsfördernd:

- Gerstenmalz
- Ingwer
- Knoblauch
- Melasse
- Miso
- Tamari (dunkle Sojasauce, weizenfrei)

neutral:

- Anis
- Basilikum
- Bohnenkraut
- Carob [Johannisbrotbaum]
- Curry
- Dill
- Estragon
- Gewürznelke

- Grüne Minze
- Honig
- Kardamom
- Kerbel
- Kombualgen
- Kümmel
- Kreuzkümmel
- Kurkuma
- Lorbeerblatt
- Majoran
- Meerrettich
- Minze
- Muskatnuss
- Nelkenpfeffer
- Oregano
- Paprikapulver
- Petersilie
- Pfefferminze
- Piment
- Rosmarin
- Safran
- Salbei
- Salz
- Schnittlauch
- Senf
- Senfpulver
- Tamarinde
- Tapioka
- Thymian
- Vanille
- Weinstein
- Zimt

negativ:

- Cayennepfeffer
- Chilis (rot)
- Kapern

- Pfeffer (schwarz und weiß gemahlen)
- Pfefferkörner,
- Wintergrünöl

Sirups / Würzmittel / Verdickungsmittel bei Blutgruppe A

gesundheitsfördernd:

- Sojasauce

neutral:

- Agar-Agar
- Ahornsirup
- Bergamotteöl
- Maissirup
- Maisstärke
- Mandelöl
- Naturreissirup
- Salatsauce (fettarm, aus zulässigen Zutaten)
- Weinstein
- Zucker, weiß und braun (sparsam verwenden)
- Zuckerrohrsaft (sparsam verwenden)

meiden:

- Essig
- Gelatine

Getränke: Tees bei Blutgruppe A

gesundheitsfördernd:

- Aloe
- Baldrian
- Bockshornklee
- Ginseng
- Große Klette
- Grüner Tee
- Hagebutte
- Ingwer
- Johanniskraut
- Kamille

- Kanadisches Berufkraut
- Mariendistel

neutral:

- Enzian
- Eisenkraut
- Erdbeerblatt
- Gelbwurz
- Grüne Minze
- Helmkraut
- Himbeerblatt
- Hirtentäschel
- Holunder
- Hopfen
- Huflattich
- Königskerze
- Lindenblüten
- Löwenzahn
- Maulbeere
- Petersilie
- Pfefferminze
- Salbei
- Sarsaparille
- Schafgarbe
- Sennesblätter
- Süssholzwurzel
- Thymian
- Vogelmiere

negativ:

- Chilis (rot)
- Katzenminze
- Krauser Ampfer
- Maisgriffel
- Rotklee

Getränke bei Blutgruppe A

gesundheitsfördernd:

- Zitronenwasser
- Bohnenkaffee, mit und ohne Koffein
- Grüner Tee
- Rotwein

neutral:

- Weißwein

meiden:

- Bier
- Limonade, Diätlimonade, inkl. Cola
- Mineralwasser
- Schwarzer Tee
- Spirituosen

Blutgruppe B

Blutgruppe B kommt relativ häufig in Asien vor. Es handelt sich nach der Theorie der Blutgruppendiät um Menschen, die vorwiegend als Viehzüchter und Nomaden gelebt haben und ihren Lebensunterhalt somit in erster Linie durch Tierhaltung erwirtschafteten. Die Blutgruppendiät empfiehlt den angehörigen der Blutgruppe B eine abwechslungsreiche Ernährung. Im Gegensatz zu Angehörigen der Blutgruppen A und 0 gibt es für Blutgruppe B weniger Beschränkungen.

Verglichen mit Menschen, die Blutgruppe A oder 0 haben, haben Menschen mit der Blutgruppe B einen entscheidenden Vorteil: Es gibt aus allen Nahrungsmittelgruppen, seien es Getreide ,Obst und Gemüse, Fleisch oder Fisch zahlreiche Lebensmittel, die sehr gut vertragen haben. Von allen Blutgruppen haben Menschen mit der Blutgruppe B wohl die größte Wahlfreiheit, wenn es um die tägliche Ernährung geht.

So sind Hülsenfrüchte und Milchprodukte sehr gut verträglich. Meeresfrüchte, Geflügel und Krustentiere sollte bei Blutgruppe B jedoch vermeiden werden. Auch Tomaten und Mais und sollten von der Speisekarte gestrichen werden, da sie schlecht vertragen werden. Menschen mit Blutgruppe 0 sind anfällig für Typ 1 Diabetes und können schnell unter chronischen Erschöpfungszuständen leiden.

Essentiell für diese Blutgruppe ist es aber, bei allem das richtige Maß zu halten. Mahlzeiten sollten nicht zu üppig sein und es sollten alle Lebensmittel in einer gut ausgewogenen Zusammensetzung gegessen werden.

Die Lebensmittel im einzelnen:

1. Fleisch bei Blutgruppe B

gesundheitsfördernd:

- Hammel
- Kaninchen
- Lamm
- Wild

neutral:

- Büffel
- Fasan
- Kalb
- Leber
- Rind, Rinderhackfleisch
- Truthahn (Pute)

negativ:

- Ente
- Gans
- Herz
- Huhn
- Rebhuhn
- Schinken, Schwein, Speck, Frühstücksspeck

- Wachtel

Fisch bei Blutgruppe B

gesundheitsfördernd:

- Flunder
- Hecht
- Hechtbarsch
- Heilbutt
- Kabeljau (Dorsch)
- Kaviar
- Lachsforelle
- Makrele
- Meerbrassen
- Rotbarsch
- Sardine
- Schellfisch
- Seehecht
- Seeteufel
- Seezunge
- Stör
- Zackenbarsch

neutral:

- Barramunda
- Blaufisch
- Fächerfisch
- Flussbarsch
- Hai
- Hering, frisch und mariniert
- Jakobsmuscheln (Kammmuscheln)
- Kalmar (Tintenfisch)
- Karpfen
- Katzenfisch (Katfisch, Steinbeißer, Wels)
- Lachs
- Regenbogenforelle
- Roter Schnapper
- Schnappbarsch
- Schwertfisch

- Seebarsch
- Seeohr
- Stint
- Weißbarsch
- Thunfisch
- Weißfisch (Maräne, Renke, Felchen)
- Ziegelfisch

meiden:

- Aal
- Austern
- Barrakuda
- Flusskrebse
- Froschschenkel
- Garnelen
- Gelbschwanz
- Hummer
- Krabben
- Krake
- Meeresschnecken
- Miesmuscheln
- Räucherlachs
- Sardellen (Anchovis)
- Schildkröten
- Sonnenfisch
- Streifenbarsch
- Venusmuscheln
- Weinbergschnecken
- Weißstör
- Wolfsbarsch

Milchprodukte bei Blutgruppe B

gesundheitsfördernd:

- Farmerkäse
- Fettarme Milch (1,5% Fett)
- Hüttenkäse
- Joghurt, alle Sorten
- Kefir

- Magermilch (0,3% Fett)
- Mozzarella
- Ricotta [aus Schaf- und Kuhmilch]
- Schafskäse (Feta)
- Ziegenkäse
- Ziegenmilch

neutral:

- Brie
- Butter
- Buttermilch
- Camembert
- Cheddar
- Edamer
- Emmentaler
- Frischkäse
- Gouda
- Gruyère
- Jarlsberg
- Molke
- Monterey Jack
- Münsterkäse
- Neufchâtel
- Parmesan
- Provolone
- Sojakäse
- Sojamilch
- Sorbet
- Vollmilch

meiden:

- Blauschimmelkäse
- Schmelzkäse
- Speiseeis
- Erdnussbutter (4 Strategien, S.156)

Öle bei Blutgruppe B

gesundheitsfördernd:

- Olivenöl

neutral:

- Dorschleberöl (Lebertran)
- Leinsamenöl

meiden:

- Baumwollsaatöl
- Distelöl
- Erdnussöl
- Maiskeimöl
- Rapsöl
- Sesamöl
- Sonnenblumenöl

Nüsse bei Blutgruppe B

gesundheitsfördernd: nicht vorhanden

neutral:

- Esskastanie (Maronen)
- Macadamianüsse
- Mandelmus
- Mandeln
- Paranüsse
- Pekannüsse
- Walnüsse

meiden:

- Cashewnüsse
- Erdnüsse
- Haselnüsse

Samen bei Blutgruppe B

meiden:

- Kürbiskerne
- Mohnsamen
- Pinienkerne

- Pistazien
- Sesampaste
- Sesamsamen
- Sonnenblumenkerne
- Sonnenblumenmus

Getreide bei Blutgruppe B

gesundheitsfördernd:

- Hafermehl
- Reismehl

neutral:

- Basmatireis
- Dinkelmehl
- Naturreis
- Pasta aus Hartweizengrieß
- Quinoa [Reismelde, Heidenkorn aus Süd-"Amerika"]
- Spinatpasta
- Weißer Reis
- Weizenauszugsmehl
- Weizenkeimmehl

meiden:

- Buchweizen
- Bulgur
- Couscous
- Gerstenmehl
- Glutenhaltiges Mehl
- Hartweizenmehl
- Roggenmehl
- Sobanudeln (Buchweizennudeln)
- Topinambur
- Weizenvollkornmehl
- Wilder Reis

Getreideflocken bei Blutgruppe B

gesundheitsfördernd:

- Dinkel
- Haferkleie
- Haferschrot
- Hirse
- Puffreis
- Reiskleie

neutral:

- Crunchy
- Reisflocken

meiden:

- Amaranth
- Buchweizen
- Cornflakes
- Gerste
- Kamut
- Mais, Maisschrot
- Mehrkornmischung
- Roggen
- Weizenflocken
- Weizenkeime
- Weizenkleie
- Weizenschrot

Brote bei Blutgruppe B

gesundheitsfördernd:

- Essener Brot
- Hirsebrot
- Reiswaffeln
- Vollreisbrot

neutral:

- Dinkelbrot
- Glutenfreies Brot
- Haferkleie-Muffins
- Sojabrot

meiden:

- Bagels
- Hartweizenbrot
- Knäckebrot
- Maismehl-Muffins
- Mehrkornbrot.
- Pumpernickel
- Roggenbrot
- Weizenkleie-Muffins
- Weizenvollkornbrot (Grahambrot)

Eier bei Blutgruppe B

gesundheitsfördernd: nicht vorhanden

neutral:

- Hühnerei (Eigelb, Eiweiß)

meiden:

- Enteneier
- Gänseeier,
- Wachteleier

Gemüse bei Blutgruppe B

gesundheitsfördernd:

- Aubergine
- Blumenkohl
- Bohnen und Hülsenfrüchte: Kidneybohnen, Limabohnen, Perlbohnen
- Broccoli / Brokkoli
- Chilischoten
- Chinakohl
- Grünkohl

- Möhren
- Paprikaschoten (grün, rot, gelb)
- Pastinaken
- Rosenkohl
- Rote
- Rüben
- Rotkohl
- Rübengrün
- Senfkohlblätter
- Süsskartoffeln (Bataten)
- Weißkohl
- Yamswurzel

neutral:

- Alfalfasprossen
- Algen
- Bambussprossen
- Bohnen und Hülsenfrüchte: Cannellinibohnen, Dicke Bohnen, Grüne Bohnen, Grüne Erbsen, Puffbohnen, Rote Bohnen, Sojabohnen, Weiße Bohnen, Zuckerschoten
- Brunnenkresse
- Chicorée
- Daikon (japan. Rettich)
- Eisbergsalat
- Endivie
- Eskarol (Winterendivie)
- Fenchel
- Frühlingszwiebeln
- Gelbe Kohlrübe
- Gemüsezwiebeln
- Gurke
- Kartoffel
- Kohlrabi
- Kopfsalat
- Löwenzahn
- Mangold

- Melonenkürbis
- Porree
- Radicchio
- Römischer Salat
- Rucola
- Schalotten
- Spargel
- Spinat
- Staudensellerie
- Wasserkastanien
- Weiße Rüben
- Zucchini
- Zwiebeln

meiden:

- Artischocken
- Avocados
- Bohnen und Hülsenfrüchte: Adzukibohnen, Augenbohnen, Berglinsen, Grüne Linsen, Kichererbsen, Pintobohnen, Rote Linsen, Schwarze Bohnen
- Gartenkürbis
- Mais
- Mungbohnensprossen
- Oliven, schwarze und grüne
- Radieschen
- Rettich
- Rettichsprossen
- Tofu
- Tomaten
- Topinambur

Früchte bei Blutgruppe B

gesundheitsfördernd:

- Ananas
- Bananen

- Papayas
- Pflaumen
- Preiselbeeren
- Weintrauben

neutral:

- Apfel
- Aprikose
- Birne
- Blaubeere
- Boysenbeere
- Brombeere
- Dattel
- Dörrpflaumen
- Erdbeere
- Feige, getrocknet und frisch
- Gelees
- Grapefruits
- Guave
- Himbeere
- Holunderbeere
- Honigmelone
- Johannisbeeren, schwarze und rote
- Kantalupmelone
- Kirschen
- Kiwis
- Kochbanane
- Konfitüren
- Kumquats
- Limetten
- Litschis
- Loganbeere
- Mandarine
- Mango
- Nektarine
- Orange
- Pfirsich

- Rosine
- Stachelbeere
- Wassermelone
- Wintermelone
- Zitrone

meiden:

- Granatapfel
- Kaktusfeige
- Kokosnuss
- Persimone (Kaki)
- Rhabarber
- Sternfrucht

Fruchtsäfte bei Blutgruppe B

(aus: Peter D'Adamo: 4 Blutgruppen - 4 Strategien, S.163)

gesundheitsfördernd:

Ananassaft (Enzym Bromelain optimiert die Verdauung, wirkt gegen Blähungen (4 Strategien, S.161).

Papayasaft

Preiselbeersaft

Traubensaft

neutral:

- Apfelmost
- Apfelsaft
- Aprikosensaft
- Grapefruitsaft
- Kirschsaft (Schwarzkirschen)
- Orangensaft

- Pflaumensaft

Kräuter und Gewürze bei Blutgruppe B

gesundheitsfördernd:

- Cayennepfeffer
- Curry
- Ingwer
- Meerrettich
- Petersilie
- neutral:
- Anis
- Basilikum
- Bohnenkraut
- Carob [Johannisbrotbaum]
- Chilis (rot)
- Dill
- Estragon
- Gewürznelken
- Grüne Minze
- Honig
- Kapern [in Essig]
- Kardamom
- Kerbel
- Knoblauch
- Kombualgen
- Koriander
- Kümmel,
- Kreuzkümmel
- Kurkuma [gelber Ingwer, safranähnlich]
- Lorbeerblatt
- Majoran
- Melasse
- Minze
- Miso [japanische Sojapaste] Muskat
- Oregano
- Paprikapulver
- Pfefferkörner

- Pfefferminze
- Piment
- Rosmarin
- Rotalge (Dulse)
- Safran
- Salatsaucen (fettarm, hergestellt mit zulässigen Zutaten)
- Salbei
- Salz
- Schnittlauch
- Senf, Senfpulver
- Tamarinde
- Thymian
- Vanille
- Worcester-Sauce
- Zucker, weißer und brauner

meiden:

Nelkenpfeffer

Pfeffer, schwarzer und weißer (gemahlen) (hat problematische Lektine (4 Strategien, S.163)

Tapioka [Maniok-Stärke] Tomatenketchup

Zimt (reizt bei Blutgruppe B den Magen (4 Strategien, S.163).

17. Sirups / Würzmittel / Verdickungsmittel bei Blutgruppe B

(aus: Peter D'Adamo: 4 Blutgruppen - 4 Strategien, S.163-164)

gesundheitsfördernd: nicht vorhanden

neutral:

Agar-Agar Ahornsirup

Bergamotteöl

Essig: Apfelessig, Balsamico, Rotweinessig, Weißweinessig

Mayonnaise [mit Essig] (4 Strategien, S.164)

Naturreissirup

Pfeilwurzmehl

Sojasauce

Tamari (dunkle Sojasauce, weizenfrei (richtig leben, S.252)

Weinstein

Wintergrünöl

meiden:

Gelatine

Gerstenmalz

Maissirup (Mais verlangsamt den Stoffwechsel, provoziert Erschöpfung und Wassereinlagerung mit Übergewicht, wird als Fett gespeichert (4 Strategien, S.149). Maissirup reizt bei Blutgruppe B den Magen (4 Strategien, S.163).

Maisstärke (Mais verlangsamt den Stoffwechsel, provoziert Erschöpfung und Wassereinlagerung mit Übergewicht, wird als Fett gespeichert (4 Strategien, S.149). Maisstärke reizt bei Blutgruppe B den Magen (4 Strategien, S.163).

Mandelöl

18: Getränke: Tees bei Blutgruppe B

(aus: Peter D'Adamo: 4 Blutgruppen - 4 Strategien, S.165)

gesundheitsfördernd:

Ginseng (wirkt positiv auf das Nervensystem von Blutgruppe B, wirkt anregend, kein Abendtee! (4 Strategien, S.165)

Hagebutte

Himbeerblatt

Ingwer (wärmend für Blutgruppe B (4 Strategien, S.163,165)

Petersilie

Pfefferminze (beruhigt den Magen-Darm-Trakt von Blutgruppe B (4 Strategien, S.165)

Salbei

Süssholzwurzel (nach Rücksprache mit dem Arzt) (mit antiviralen Eigenschaften, verringert Anfälligkeit für Autoimmunkrankheiten, reguliert Blutzuckerspiegel gg. Hypoglykämie, gg. chronisches Müdigkeitssyndrom (4 Strategien, S.165)

neutral:

- Alfalfa
- Baldrian
- Chilis (rot)
- Dong quai
- Eisenkraut
- Erdbeerblatt
- Große Klette
- Grüne Minze

- Grüner Tee (hat antioxidative Vorzüge (4 Strategien, S.166)
- Holunder
- Johanniskraut
- Kamille
- Katzenminze
- Krauser Ampfer
- Löwenzahn
- Maulbeere
- Rotulmenrinde
- Sarsaparille
- Schafgarbe
- Sonnenhut (Echinacea)
- Thymian
- Vogelmiere
- Weißbirke
- Weißdorn
- Weißeichenrinde
- Weißer Andorn

meiden:

- Aloe
- Bockshornklee
- Enzian
- Gelbwurz
- Helmkraut
- Hirtentäschel
- Hopfen
- Huflattich
- Königskerze
- Lindenblüten
- Maisgriffel
- Rhabarber
- Rotklee
- Sennesblätter

19. Getränke: Genussgetränke bei Blutgruppe B

(aus: Peter D'Adamo: 4 Blutgruppen - 4 Strategien, S.166)

gesundheitsfördernd:

Grüner Tee (hat antioxidative Vorzüge (4 Strategien, S.166)

Süßholztee (wirkt gegen Hypoglykämie (Absinken des Blutzuckerspiegels nach Mahlzeiten) (4 Strategien, S.151).

Lecithin-Mischgetränk

1 Esslöffel Leinsaatöl + 1 Esslöffel Lecithin-Granulat + 180-240 ml Obstsaft, gut verrühren und schütteln, dann trinken. Der Lecithin-Drink stärkt bei Blutgruppe B das Immunsystem und das Nervensystem (4 Strategien, S.162).

neutral:

- Zitronenwasser (4 Strategien, S.163)
- Bier
- Bohnenkaffee, mit und ohne Koffein
- Rotwein
- schwarzer Tee
- Weißwein

meiden:

- Limonade, Diätlimonade, inkl. Cola
- Mineralwasser
- Spirituosen

Blutgruppe 0

Nach der Blutgruppendiät sind die Träger der Blutgruppe 0 evolutionär vor allem Jäger und Sammler. Diese Menschen sind demzufolge am besten mit einer Ernährung bedient, wie sie typisch für Jäger Sammler wäre. So Sollen Menschen mit Blutgruppe 0 vor allem Weizen und die meisten Milchprodukte meiden. Für die Blutgruppe 0 soll eine Proteinreiche Ernährung mit viel Fleisch und Fisch und eher wenig Kohlehydraten aus Getreide geeignet sein. Auch Hülsenfrüchte und Mais sollten gemieden werden Von den Fleischarten sind Rind und Lamm am besten verträglich.

Besondere Aufmerksamkeit muss bei der Blutgruppe 0 auf eine ausreichende Versorgung mit Jod gelegt werden. Deswegen sollte möglichst jodiertes Speisesalz verwendet werden und viel Seefisch verzehrt werden, um eine einwandfreie Funktion der Schilddrüse sicherzustellen.

Menschen mit Blutgruppe 0 neigen zu Übersäuerung und sind anfällig für entzündliche Erkrankungen von Magen und Darm. Sie sollten den Konsum von Kohlenhydraten und vor allem von Zucker und Weizenmehl beschränken. Stattdessen sind Rotes Fleisch, Seefisch und eine Ernährung mit viel Gemüse und etwas Obst für Menschen mit Blutgruppe 0 das Mittel der Wahl. Weil diese Menschen häufig auch ein überaktives Immunsystem haben und zu Allergien und autoimmunen Erkrankungen neigen, sollte alles vermieden werden, was das Immunsystem zusätzlich reizt und aktiviert.

Die Lebensmittel im Einzelnen:

Fleisch bei Blutgruppe 0

gesundheitsfördernd:

- Büffel
- Hammel
- Innereien (Herz, Leber)
- Kalb

- Lamm
- Rind
- Rinderhackfleisch
- Wild

neutral:

- Ente
- Fasan
- Huhn
- Kaninchen
- Rebhuhn
- Truthahn (Pute)
- negativ:
- Gans
- Schinken
- Schwein
- Speck
- Frühstücksspeck

Fisch bei Blutgruppe 0

gesundheitsfördernd:

- Flussbarsch
- Hecht
- Heilbutt
- Hering, frisch
- Kabeljau (Dorsch)
- Lachs
- Makrele
- Regenbogenforelle
- Sardine
- Schwertfisch
- Seehecht (Hechtdorsch)
- Seezunge
- Stör
- Streifenbarsch
- Weißfisch
- Weißbarsch
- Ziegelfisch

neutral:

Aal - Austern - Barramunda - Fächerfisch - Flunder - Flusskrebse - Froschschenkel - Garnelen - Hai - Hechtbarsch - Hummer - Jakobsmuscheln (Pilger-, Kammmuscheln) - Kalmar (Tintenfisch) - Karpfen - Krabben - Lachsforelle - Meerbrassen - Miesmuscheln - Rotbarsch (Goldbarsch) - Sardellen (Anchovis) - Schellfisch - Schildkröten - Seebarsch - Seeohr - Seeteufel (Angler) - Sonnenfisch - Stint - Venusmuscheln (Sand-, Klaffmuscheln) - Weinbergschnecken - Weißer Thun - Weißstör - Wolfsbarsch (Loup de mer) - Zackenbarsch

meiden:

Barrakuda (Pfeilhecht) - Hering, mariniert - Katzenfisch (Katfisch, Steinbeißer, Wels) - Kaviar-Krake - Meeresschnecken - Räucherlachs

Milchprodukte bei Blutgruppe 0

Blutgruppe 0 wehrt Kuhmilchprodukte ab:

neutral:

- Butter (alle 0-ler)
- Farmerkäse
- Mozzarella
- Sojakäse - Sojamilch
- Ziegenkäse
- Ghee

meiden:

- Blauschimmelkäse - Brie - Buttermilch - Camembert
- Cheddar
- Colby
- Edamer - Emmentaler

- Farmerkäse
- Frischkäse
- Gouda
- Hüttenkäse
- Jarlsberg
- Joghurt
- Kefir
- Milch
- Molke
- Mozzarella
- Münsterkäse
- Neufchâtel
- Parmesan
- Provolone
- Ricotta
- Schafskäse (Feta)
- Schmelzkäse
- Ziegenkäse
- Ziegenmilch

Öle bei Blutgruppe 0

gesundheitsfördernd:

- Leinsamenöl
- Olivenöl

neutral:

- Dorschleberöl (Lebertran)
- Rapsöl
- Sesamöl

meiden:

- Baumwollsaatöl
- Distelöl
- Erdnussöl

- Maiskeimöl

Nüsse bei Blutgruppe 0

gesundheitsfördernd:

- Kürbiskerne
- Walnüsse

neutral:

- Esskastanien (Maronen)
- Haselnüsse
- Macadamianüsse
- Mandeln
- Mandelmus
- Pekanüsse

negativ:

- Cashewnüsse
- Erdnüsse
- Erdnussbutter
- Paranüsse

Samen bei Blutgruppe 0

neutral:

- Pinienkerne
- Sesampaste
- Sonnenblumenkerne
- Sonnenblumenmus

meiden:

- Mohnsamen
- Pistazien

Getreide bei Blutgruppe 0

neutral:

- Reis (Basmatireis, Naturreis, Reismehl, Wilder Reis)
- Reisdrink
- Buchweizen
- Dinkelmehl
- Hafer (Sekretoren)
- Gerstenmehl
- Roggenmehl
- Topinambur

meiden:

- Weizen (vorgekochter Weizenschrot, Weizengrieß, Hartweizenmehl, Hartweizengries)
- Couscous
- glutenhaltiges Mehl
- Hafer (Nicht-Sekretoren) (richtig leben, S.233)Hafermehl
- Sobanudeln (Buchweizennudeln)
- Mehrkornmischungen mit Weizen
- Maismehl

Getreideflocken bei Blutgruppe 0

neutral:

- Amaranth-Flocken
- Buchweizen-Flocken
- Dinkel-Flocken
- Gersten-Flocken
- Kamut (ägypt. Weizen)
- Puffhirse
- Puffreis
- Reisflocken
- Reiskleie

meiden:

- Cornflakes
- Haferkleie-Flocken
- Haferschrot
- Weizenflocken
- Weizenkeime
- Weizenkleie
- Weizenschrot

Brote bei Blutgruppe 0

gesundheitsfördernd:

- Essener Brot (die Weizenlektine sind durch Keimung des Weizens vor der Verarbeitung zerstört)

neutral:

- Dinkelbrot
- Hirsebrot
- Knäckebrot
- Reiswaffeln
- Vollreisbrot (Brot aus Naturreis)
- Roggenbrot
- Sojabrot

meiden:

- Bagels (Hefegebäck aus Weizen)
- Haferkleie-Muffins
- Hartweizenbrot
- Maismehl-Muffins
- Matzen, aus Weizen
- Mehrkornbrot, [mit Weizen drin]
- Weizenkeimbrot
- Weizenkleie-Muffins
- Weizenvollkornbrot (Grahambrot)

Eier bei Blutgruppe 0

neutral:

- Eigelb (Hühnerei), Eiweiß (Hühnerei), Hühnereier, Enteneier

meiden:

- Gänseeier, Lachsrogen, Wachteleier

Gemüse bei Blutgruppe 0

gesundheitsfördernd:

- Algen
- Artischocken
- Brokkoli
- Chicorée

- Gartenkürbis
- Gemüsezwiebeln
- Süsskartoffeln
- Grünkohl
- Kohlrabi
- Löwenzahn
- Mangold
- Meerrettich
- Paprikaschoten, rot
- Pastinaken
- Porree
- Römischer Salat
- Rüben: Weiße Rüben, Rübengrün
- Spinat
- Topinambur
- Zwiebeln

Neutral:

- Tomate
- Bambussprossen
- Cannellinobohnen
- Dicke Bohnen
- Grüne Bohnen
- Grüne Erbsen

- Kichererbsen
- Limabohnen
- Rote Bohnen
- Schwarze Bohnen
- Sojabohnen
- Weiße Bohnen
- Zuckerschoten
- Eisbergsalat
- Endivien
- Fenchel
- Gurken
- Kopfsalat
- Möhren
- Oliven,
- Paprikaschoten, grün, gelb
- Radieschen
- Rettiche
- Rüben, rote, gelbe Kohlrübe, Steckrübe
- Spargel
- Staudensellerie
- Tofu
- Zucchini

meiden:

- Alle Arten von Kopfkohl
- Blumenkohl
- Aubergine
- Kartoffeln
- Avocado
- Bohnen und Hülsenfrüchte (Berglinsen, Grüne Linsen, Kidneybohnen, Perlbohnen, Rote Linsen)
- Mais, gelb und weiß
- Oliven, schwarz
- Gemüse in Essig (Essiggurken, Mixed Pickles etc.)

Gemüsesaft bei Blutgruppe 0

neutral:

- Gurkensaft
- Möhrensaft
- Tomatensaft

meiden:

- Kohlsaft

Früchte bei Blutgruppe 0

gesundheitsfördernd:

- Feigen
- Kirschen
- Pflaumen, frische und getrocknete

neutral:

- Apfel
- Granatapfel
- Ananas
- Aprikose
- Banane
- Birnen
- Blaubeeren
- Datteln
- Grapefruits
- Guave
- Himbeere
- Holunderbeere
- Johannisbeere (rot und schwarz)
- Kaktusfeige
- Kirsche
- Kiwi
- Kumquat [orange Frucht aus China und Vietnam]
- Limette
- Mango
- Melone: Wassermelone, Wintermelone
- Nektarine
- Papaya
- Persimone (Kaki)
- Pfirsich
- Preiselbeere
- Rosine
- Stachelbeere
- Sternfrucht (Karambola)
- Weintraube
- Zitrone

Meiden:

- Banane: Kochbanane
- Brombeere
- Erdbeere
- Melone: Honigmelone, Kantalupmelone
- Kokosnuss
- Litschis
- Mandarine

- Orange
- Rhabarber

Fruchtsäfte bei Blutgruppe 0

gesundheitsfördernd:

- Ananassaft
- Kirschsaft
- Pflaumensaft

Neutral:

- Aprikosensaft
- Grapefruitsaft

Meiden:

- Apfelsaft (für Blutgruppe 0 zu stark zuckerhaltig)
- Orangensaft

Kräuter und Gewürze bei Blutgruppe 0

Bevorzugen:

- Cayennepfeffer
- Curry
- Kombualgen
- Kurkuma
- Rotalge

Neutral:

- Anis
- Basilikum
- Bohnenkraut
- Chilis (rot)
- Dill
- Estragon
- Gewürznelke
- Grüne Minze
- Ingwer
- Kardamom
- Knoblauch
- Koriander

- Kümmel
- Kreuzkümmel
- Lorbeerblatt
- Majoran
- Meerrettich
- Minze
- Nelkenpfeffer
- Paprikapulver
- Pfefferkörner
- Pfefferminze
- Rosmarin
- Schnittlauch
- Thymian

Meiden:

- Muskatnuss
- Pfeffer, gemahlen, schwarz und weiß
- Vanille
- Zimt

Süßungsmittel, Sirup und Verdickungsmittel für Blutgruppe 0

Bevorzugen:

- Jodsalz
- Zitronensaft

Neutral:

- Agar-Agar
- Ahornsirup
- Bergamotteöl
- Gelatine - Gelees (aus zulässigen Früchten)
- Gerstenmalz
- Honig
- Konfitüren (aus zulässigen Früchten)
- Miso
- Naturreissirup

- Reissirup
- Salatsaucen (fettarm, nur aus zulässigen Zutaten) [z.B. Sojasauce od. Olivenöl]
- Salz
- Senf
- Tamari (dunkle Sojasauce, weizenfrei)
- Tapioka [Maniok-Stärke]
- Weinstein
- Worcestersauce
- Zucker, weißer und brauner
- Zuckerrohrsaft

Meiden:

- Essig
- Tomatenketchup
- Kapern
- Maissirup (High Fructose Corn Syrup; beeinträchtigt bei Blutgruppe 0 die Insulinproduktion, provoziert Diabetes und Fettleibigkeit)
- Maisstärke

Tees bei Blutgruppe 0

gesundheitsfördernd:

- Bockshornklee
- Hagebutte
- Hopfen
- Ingwer
- Lindenblüten
- Pfefferminze
- Rotulmenrinde

- Sarsaparilletee
- Vogelmiere

Neutral:

- Baldrian
- Grüner Tee
- Holunder
- Salbei
- Süssholzwurzel
- Thymian

Meiden:

- Aloe
- Johannisbeerkraut
- Huflattich

Getränke bei Blutgruppe 0

Bevorzugen:

- Mineralwasser

Neutral:

- Bier (in beschränkten Mengen)
- Grüner Tee
- Rotwein / Weißwein

Meiden:

- Bohnenkaffee mit Koffein, ohne Koffein
- Cola/Limonaden
- Schwarztee

- Spirituosen

Blutgruppe AB

Bei der Blutgruppe AB handelt es sich um die zahlenmäßig kleinste Blutgruppe. Wenn wir der Theorie der Blutgruppendiät folgen, handelt es sich bei der Blutgruppe AB um eine Mischform der Blutgruppen A und B, die erst in evolutionsgeschichtlich jüngerer Zeit entstanden ist. Blutgruppe AB hat eine gute Verträglichkeit gegenüber den meisten Nahrungsmitteln, profitiert jedoch von einer nicht zu fleischreichen Ernährung.

Außerdem sollten Angehörige der Blutgruppe AB von Trennkost profitieren, also stark kohlehydratreiche Lebensmittel und stark eiweißhaltige Lebensmittel lieber mit einigem Abstand zu sich nehmen. Ratsam sind wie bei Blutgruppe A häufigere, kleinere Mahlzeiten. Angehörige der Blutgruppe AB sind auch relativ streßanfällig. Sie haben schwächere Verdauungssäfte und sollten sich daher nicht zu fleischreich ernähren und große, schwere, fettige Mahlzeiten vermeiden. Allgemein sollten Menschen mit Blutgruppe AB verstärkt darauf achten, ihr Verdauungssystem nicht überzustrapazieren.

Die Lebensmittel im Einzelnen:

Fleisch bei Blutgruppe AB

gesundheitsfördernd:

- Hammel
- Kaninchen
- Lamm
- Truthahn (Pute)

neutral

- Fasan
- Leber

negativ:

- Büffel
- Ente
- Gans
- Herz
- Huhn
- Kalb
- Rind
- Schinken, Schwein, Speck, Frühstücksspeck
- Wachtel
- Wild

Fisch bei Blutgruppe AB

gesundheitsfördernd:

- Alse (Maifisch)
- Fächerfisch
- Hecht
- Hechtbarsch
- Kabeljau (Dorsch)
- Lachsforelle
- Makrele
- Meerbrassen
- Regenbogenforelle
- Rotbarsch (Goldbarsch),
- Roter Schnapper
- Sardine
- Seehecht (Hechtdorsch)
- Seeteufel (Angler)
- Stör
- Weißer Thun
- Zackenbarsch

neutral:

- Barramunda
- Blaufisch
- Flussbarsch

- Hai
- Hering, frisch
- Jakobsmuscheln (Pilgermuscheln, Kammmuscheln
- Kalmar (Tintenfische)
- Karpfen
- Katzenfisch (Katfisch, ,Steinbeißer, Wels)
- Kaviar
- Lachs
- Miesmuscheln
- Schnappbarsch
- Schwertfisch, Seebarsch
- Seeohr
- Stint
- Weißbarsch
- Weißfisch (Maräne, Renke, Felchen)
- Ziegelfisch

meiden:

- Aal
- Austern
- Barrakuda (Pfeilhecht),
- Flunder
- Flusskrebse
- Froschschenke
- Garnelen
- Gelbschwanz
- Heilbutt
- Hering, mariniert
- Hummer
- Krabben
- Krake
- Meeresschnecken
- Räucherlachs
- Sardellen (Anchovis)
- Schellfisch
- Seezunge
- Sonnenfisch
- Streifenbarsch
- Venusmuscheln

Milchprodukte bei Blutgruppe AB

Menschen mit Blutgruppe AB haben eine hohe Schleimproduktion. Der Konsum von Milchprodukten sollte nicht übertrieben werden. Bei Infektionen ist es ratsam, den Konsum von Milchprodukten zu reduzieren oder einzustellen.

gesundheitsfördernd:

- Farmerkäse
- Hüttenkäse
- Joghurt
- Kefir
- Mozzarella
- Ricotta
- Saure Sahne
- Schafskäse (Feta)
- Ziegenkäse
- Ziegenmilch
- Erdnussbutter

neutral:

- Cheddar
- Edamer
- Emmentaler
- Fettarme Milch (1,5% Fett)
- Frischkäse, Gouda, Gruyère
- Jarlsberg
- Magermilch (0,3% Fett)
- Molke
- Monterey Jack
- Münsterkäse
- Neufchâtel
- Schmelzkäse
- Sojakäse
- Sojamilch

meiden:

- Blauschimmelkäse
- Brie

- Butter
- Buttermilch
- Camembert
- Parmesan
- Provolone
- Sorbet
- Speiseeis
- Vollmilch

Öle bei Blutgruppe AB

gesundheitsfördernd:

- Olivenöl

neutral:

- Dorschleberöl (Lebertran)
- Erdnussöl
- Leinsamenöl
- Rapsöl

negativ:

- Baumwollsaatöl
- Distelöl
- Maiskeimöl
- Sonnenblumenöl
- Sesamöl

Nüsse bei Blutgruppe AB

gesundheitsfördernd:

- Erdnüsse
- Esskastanien (Maronen)
- Walnüsse

neutral:

- Cashewnüsse
- Macadamianüsse
- Mandelmus
- Mandeln

- Paranüsse

negativ:

- Hasenlüsse

Samen bei Blutgruppe AB

neutral:

- Pinienkerne,
- Pistazien

negativ:

- Kürbiskerne
- Mohnsamen
- Sonnenblumenkerne
- Sonnenblumenmus
- Sesampaste (Tahini)
- Sesamsamen

Getreide bei Blutgruppe AB

gesundheitsfördernd:

- Basmatireis
- Hafermehl
- Naturreis
- Reismehl
- Roggenmehl
- Weißer Reis
- Weizenkeimmehl
- Wilder Reis

neutral:

- Bulgur
- Couscous
- Dinkelmehl
- Essener Brot mit gekeimtem Weizen
- Glutenhaltiges Mehl
- Hartweizenmehl
- Pasta aus Hartweizengrieß
- Quinoa

- Spinatpasta
- Weizenauszugsmehl
- Weizenvollkornmehl

negativ:

- Buchweizen
- Gerstenmehl
- Sobanudeln (Buchweizennudeln)
- Topinambur,
- Weizen

Getreideflocken bei Blutgruppe AB

gesundheitsfördernd:

- Dinkel
- Haferkleie
- Haferschrot
- Hirse
- Puffreis
- Reiskleie
- Rohgenschrot,

neutral:

- Amaranth
- Crunchy
- Gerste
- Mehrkornmischung
- Reisflocken
- Sojaflocken
- Sojagranulat
- Weizenflocken
- Weizenkeime
- Weizenkleie
- Weizenschrot

negativ:

- Buchweizen
- Cornflakes
- Kamut (ägypt. Weizen)
- Maisschrot

Brote bei Blutgruppe AB

gesundheitsfördernd:

- Essener Brot
- Hirsebrot
- Knäckebrot
- Reiswaffeln
- Roggenbrot
- Sojabrot
- Vollreisbrot (Brot aus Naturreis)
- Weizenkeimbrot

neutral:

- Bagels (Hefegebäck aus Weizen)
- Dinkelbrot
- Glutenfreies Brot
- Haferkleie-Muffins
- Hartweizenbrot
- Matzen, aus Weizen
- Mehrkornbrot
- Pumpernickel,
- Weizenkleie-Muffins
- Weizenvollkornbrot (Grahambrot)

negativ:

- Maismehl-Muffins

Eier bei Blutgruppe AB

gesundheitsfördernd:

- Eiweiß des Hühnerei
- Eigelb des Hühnerei

neutral:

- Eigelb des Hühnerei
- Gänseei
- Wachtelei

Gemüse bei Blutgruppe AB

gesundheitsfördernd:

- Alfalfasprossen
- Aubergine
- Blumenkohl
- Bohnen: Perlbohnen, Pintobohnen, Rote Bohnen (4 Strategien, S.191)
- Broccoli / Brokkoli
- Grünkohl
- Gurken
- Löwenzahn
- Pastinaken
- rote Rüben
- Rübengrün
- Senfkohlblätter
- Staudensellerie
- Süsskartoffeln (Bataten)
- Tempeh
- Tofu
- Yamswurzel

neutral:

- Algen
- Bambussprossen
- Bohnen: Cannellinobohnen, Grüne Bohnen, Grüne Erbsen, Puffbohnen / Saubohnen, Weiße Bohnen, Zuckerschoten
- Linsen: Berglinsen, Rote Linsen
- Brunnenkresse
- Chicorée
- Chinakohl
- Daikon (japan. Rettich)
- Eisbergsalat
- Endivie
- Fenchel
- Frühlingszwiebeln
- Gartenkürbis
- Gemüsezwiebeln

- Gelbe Kohlrübe
- Kartoffeln [auch Pommes Frites]
- Kohlrabi
- Kopfsalat
- Mangold
- Meerrettich
- Melonenkürbis
- Möhren
- Okra (Gumbofrucht)
- Oliven, grüne, Pak-choi (chin. Blätterkohl)
- Porree
- Römischer Salat
- Rosenkohl, Rotkohl
- Rucola
- Schalotten
- Spargel
- Spinat
- Tomaten
- Wasserkastanien
- Weiße Rüben
- Weißkohl
- Zucchini
- Zwiebeln
- rote Zwiebeln

negativ:

- Artischocken,
- Avocados
- Bohnen: Adzukibohnen, Augenbohnen, Dicke Bohnen, Kichererbsen,
- Kidneybohnen
- Limabohnen
- Schwarze Bohnen
- Chilischoten, Mais (gelb, weiß)
- Mungbohnensprossen
- Oliven
- Paprikaschoten, gelbe, grüne und rote,
- Radieschen
- Rettich

- Rettichsprossen
- Topinambur
- Mixed Pickles (Essiggurken, süß und sauer)

Gemüsesaft bei Blutgruppe AB

gesundheitsfördernd:

- Kohlsaft
- Möhrensaft
- Selleriesaft

neutral:

- Gemüsesaft (von bekömmlichen Sorten),
- Gurkensaft

Früchte bei Blutgruppe AB

gesundheitsfördernd:

- Ananas
- Feigen, frisch und getrocknet
- Grapefruits
- Kirschen
- Kiwis
- Loganbeeren [Kreuzung Brombeere-Himbeere]
- Pflaumen
- Preiselbeeren
- Stachelbeeren
- Trauben
- Weinbeeren
- Zitronen

neutral:

- Apfel
- Aprikose
- Birne
- Boysenbeeren
- Brombeeren
- Datteln

- Dörrpflaumen
- Erdbeeren
- Gelees
- Himbeeren
- Holunderbeeren
- Honigmelonen
- Johannisbeeren, schwarze und rote
- Kantalupmelonen
- Kochbananen [Platanos]
- Konfitüren
- Kumquats
- Limetten
- Litschis
- Mandarinen
- Nektarinen
- Papayas
- Pfirsiche
- Rosinen
- Wassermelonen
- Wintermelonen

negativ:

- Banane

- Granatapfel
- Guave
- Kaktusfeige
- Kokosnuss
- Mango
- Orangc
- Persimone (Kaki)
- Rhabarber
- Sternfrucht (Karambola [Carambole])

Fruchtsäfte bei Blutgruppe AB

gesundheitsfördernd:

- Kirschsaft (Schwarzkirschen)
- Papayasaft
- Preiselbeersaft

- Traubensaft

neutral:

- Ananassaft ("hervorragende Verdauungshilfe"
- Apfelmost
- Apfelsaft
- Aprikosensaft
- Grapefruitsaft
- Pflaumensaft

negativ:

- Orangensaft

Kräuter und Gewürze bei Blutgruppe AB

gesundheitsfördernd:

- Curry
- Knoblauch
- Meerrettich
- Miso
- Petersilie

neutral:

- Agar-Agar
- Basilikum
- Bohnenkraut
- Dill
- Essig: Apfelessig, Balsamico-Essig, Rotweinessig
- Estragon
- Gewürznelke
- Grüne Minze
- Honig
- Kardamom
- Kerbel
- Kombualgen
- Koriander
- Kreuzkümmel
- Kurkuma

- Lorbeerblatt
- Majoran
- Minze
- Muskatnuss
- Paprikapulver
- Pfefferminze
- Piment [Nelkenpfeffer]
- Rosmarin
- Rotalge (Dulse)
- Safran
- Salbei
- Salz
- Schnittlauch
- Senfpulver
- Sojasauce,
- Tamari
- Tamarinde
- Thymian
- Vanille
- Weinstein
- Zimt
- Zucker

negativ:

- Anis
- Cayennepfeffer
- Chilis (rot)
- Gerstenmalz,
- Kapern
- Nelkenpfeffer
- Pfeffer (schwarz und weiß)
- Pfefferkörner
- Tapioka [Maniok-Stärke]

Sirups / Würzmittel / Verdickungsmittel bei Blutgruppe AB

neutral:

- Ahornsirup
- Bergamottöl

- Naturreissirup
- Reissirup
- Wintergrünöl
- Melasse
- Pfeilwurzmehl

negativ:

- Maissirup
- Mandelöl
- Gelatine
- Maisstärke

Getränke: Tees bei Blutgruppe AB

gesundheitsfördernd:

- Alfalfa
- Erdbeerblättertee
- Ginseng
- Große Klette
- Grüner Tee
- Hagebutte
- Ingwer
- Kamille
- Sonnenhut
- Süssholzwurzel
- Weißdorn

neutral:

- Baldrian
- Chilis (rot)
- Dong quai
- Eisenkraut
- Gelbwurz
- Grüne Minze
- Himbeerblatt
- Holunder
- Johanniskraut
- Katzenminze
- Krauser Ampfer
- Löwenzahn

- Maulbeere
- Petersilie
- Pfefferminze
- Rotulmenrinde
- Salbei
- Sarsaparille
- Schafgarbe
- Thymian
- Vogelmiere
- Weißbirke
- Weißeichenrinde
- Weißer Andorn

negativ:

- Aloe
- Bockshornklee
- Enzian
- Helmkraut
- Hirtentäschel
- Hopfen
- Huflattich
- Königskerze
- Lindenblüten
- Maisgriffel
- Rhabarber
- Rotklee
- Sennesblätter

Getränke bei Blutgruppe AB

gesundheitsfördernd:

- Bohnenkaffee, mit und ohne Koffein

neutral:

- Zitronenwasser
- Bier
- Mineralwasser
- Rotwein
- Weißwein

negativ:

- Limonade, Diätlimonade, inkl. Cola
- Schwarzer Tee
- Spirituosen

28676435R00045

Printed in Poland
by Amazon Fulfillment
Poland Sp. z o.o., Wrocław